BEI GRIN MACHT SICH IHR WISSEN BEZAHLT

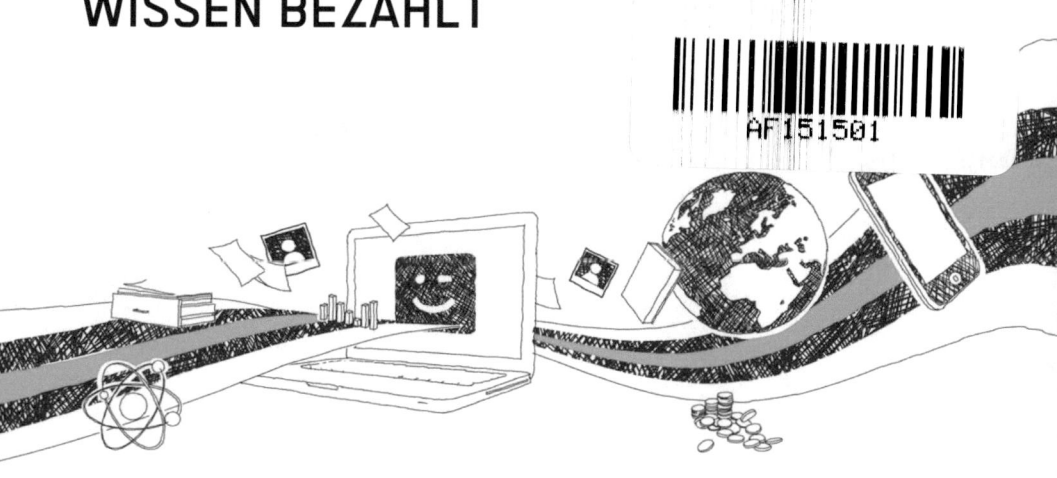
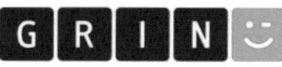

Daniel Neuber

Gesundheitsberatung durch die GKV: Problemdefinition und Ausblicke

GRIN Verlag

Bibliografische Information der Deutschen Nationalbibliothek:

Die Deutsche Bibliothek verzeichnet diese Publikation in der Deutschen National-
bibliografie; detaillierte bibliografische Daten sind im Internet über http://dnb.d-
nb.de/ abrufbar.

Impressum:

Copyright © 2006 GRIN Verlag GmbH
Druck und Bindung: Books on Demand GmbH, Norderstedt Germany
ISBN: 978-3-638-83847-4

Dieses Buch bei GRIN:

http://www.grin.com/de/e-book/62264/gesundheitsberatung-durch-die-gkv-pro-
blemdefinition-und-ausblicke

Universität Bielefeld
Fakultät für Gesundheitswissenschaften
Studiengang Bachelor of Health Communication

Gesundheitsberatung durch die GKV: Problemdefinition und Ausblicke

Veranstaltung BHC 42: Praxisfeld Gesundheitsberatung

Verfasser: Daniel Neuber
Fachsemester: 4

INHALTSVERZEICHNIS

1. Einleitung

„Gesundheit ist in der subjektiven und öffentlichen Wahrnehmung ein hohes, wenn nicht sogar das höchste menschliche Gut" (vgl. Simon 2005, S.9). Das Gut „Gesundheit" steht im Fokus aller und genießt eine hohe gesellschaftliche Aufmerksamkeit.

Jedoch bleibt der Zugang zu diesem Gut, in Bezug auf unser Gesundheitssystem, vielen verschlossen. Nur wenigen Experten eröffnet sich ein Überblick über das deutsche Gesundheitssystem mit all seinen Funktionen und Strukturen.

Die zentrale Hypothese, welche in dieser Arbeit bezüglich der angesprochenen Problematik verfolgt werden soll, lässt sich unter der Fragestellung verdeutlichen, welchen rechtlichen Rahmenbedingungen sind die gesetzlichen Krankenkassen bzgl. Gesundheitsberatung unterworfen und welche Probleme vorhanden sind bei der Ausübung von Gesundheitsberatung mit dem Ziel, den Versicherten zu unterstützen. Angesichts der öffentlichen Debatte über die Fokussierung auf mehr Prävention und weniger kurativen Schwerpunkten im bundesdeutschen Gesundheitswesen, speziell im Kontext der gesetzlichen Krankenversicherung, liegt es nahe sich Gedanken über die Zukunft zu machen. Dies soll in einem Ausblick geschehen, indem es um die weitere Ausgestaltung des Beratungsauftrages von gesetzlichen Krankenkassen geht.

Um dieser Thematik genauer nachgehen zu können, geht es zu Beginn, im ersten Abschnitt um eine begriffliche Klärung dessen, was unter Gesundheitsberatung zu verstehen ist. Anhand zweier Zitate wird die Begrifflichkeit „Gesundheitsberatung" und der Stellenwert somit verdeutlicht werden.

Im weiteren Verlauf werden dann Handlungsfelder, Kernaufgaben und Ziele von Gesundheitsberatung im deutschen Gesundheitssystem deklariert und deren Relevanz anhand einzelner Beispiele erläutert.

Anschließend werden dann die rechtlichen Rahmenbedingungen aufgeführt, um zu verdeutlichen welcher Gesetzesgrundlage die Krankenkassen derzeitig unterworfen sind.

3

In einem weiteren Abschnitt, welcher als Ausblick dient, ist es die Aufgabe Chancen und Risiken zu benennen, die sich aus der aktuellen Reformdebatte im bundesdeutschen Gesundheitswesen ergeben. Dies insbesondere im Hinblick auf die gesundheitspolitische Rolle, welche der Gesundheitsberatung vor diesem Hintergrund zukommt.

In einem Fazit werde ich zum Ende meiner Hausarbeit zu der Problematik Stellung nehmen und eigene konstruktive Gedanken zur Verbesserungen anstreben.

2. Begriffsbestimmung

Wenn man sich heute einmal in der Öffentlichkeit umhören würde, was denn eigentlich unter dem Begriff der „Gesundheitsberatung" zu verstehen sei, so wären sicherlich die unterschiedlichsten Antworten vorstellbar. Vielleicht wird der eine oder andere darüber aussagen, dass er mit diesem Begriff, die Beratung durch Ärzte oder auch die Beratung durch den Fitnesstrainer in seinem Studio verbindet. Gewiss lässt sich jedoch auch eine zunehmend große Gruppe in der Bevölkerung finden, die mit dem Begriff der Gesundheitsberatung zuallererst die Aktivitäten ihrer oder einer anderen Krankenkasse verbindet.

Um einen Einstieg zu bekommen werde ich den Begriff der Gesundheitsberatung anhand verschiedener Definitionen verdeutlichen und anschließend erläutern, welchen Stellenwert, dieser Begriff in unserer Gesellschaft mittlerweile einnimmt.

„Gesundheitsberatung heißt, den Konsumenten durch Aufklärung, Information und Beratung in die Lage zu versetzen, bei der Entscheidung über die Inanspruchnahme von Gesundheitsleistungen mitzuwirken. Gesundheitsberatung versucht die Idee der Kundenorientierung auch im Gesundheitswesen zu etablieren. Dabei soll der Kunde durch Information und Beratung so weit wie möglich befähigt werden, bei der Befriedigung seiner Gesundheitsbedürfnisse mitzuentscheiden" (Behnke et. al. 2001, S.53).

Anhand dieser Definition lässt sich bereits der Kerngedanke von Gesundheitsberatung gut nachvollziehen. Patienten sollen befähigt werden, durch

Beratung selbstständig Entscheidungen in Bezug auf Gesundheit treffen zu können und somit eine anhaltend hohe Lebensqualität geschaffen werden.

„Gesundheitsberatung kann als eine professionelle Beratung verstanden werden, die sich auf Gesundheitsthemen und –probleme bezieht und das Ziel hat, über psychologische und soziale Veränderungsmethoden Krankheiten zu verhindern, Gesundheit zu fördern und die Bewältigung einer Krankheit zu unterstützen" (Faltermeier 2004, S. 1064).

Die Definition von Faltermeier geht noch einen Schritt weiter, als die vorherige Definition von Behnke. Hierbei wird nicht nur Wert auf die Befähigung des Patienten gelegt, kompetente Entscheidung durch Gesundheitsberatung treffen zu können, sondern Faltermeier betont in seiner Definition zudem aufgrund von Beratung Verhaltensweisen gesundheitsförderlich zu verändern.

3. Notwendigkeit von Gesundheitsberatung in der GKV

Gesundheitsberatung in der GKV ist in der heutigen Situation kaum wegzudenken. Im weiteren Verlauf werde ich auf Defizite hinweisen, woraus ersichtlich wird, welche Relevanz Gesundheitsberatung für das deutsche Gesundheitssystem hat.

Ein grundlegendes Defizit des deutschen Gesundheitssystems ist, die bereits in der Einleitung beschriebene mangelnde Transparenz. Diese wird gerade zu ersichtlich in der Segmentierung der Versorgungsbereiche. Vielen Patienten ist es quasi schier unmöglich in diesem Sammelsurium von unterschiedlichen Leistungserbringern den Überblick zu erhalten.

Ein weiterer Aspekt, welcher die Notwendigkeit von Gesundheitsberatung verdeutlicht ist, die sich ausbreitende Produktpalette unterschiedlicher Leistungen der Leistungserbringer. Durch immer knapper werdende Ressourcen, bedingt durch die negative Entwicklung der Einnahmeseite in der GKV, werden Leistungen rationiert bzw. mit Zuzahlungen versehen oder teilweise ganz aus dem gesetzlichen Leistungskatalog gestrichen. Ein Trend der sich hier entwickelt, sind die so genannten individuellen Gesundheitsleistungen oder auch „Igel" genannt. Da diese

Leistungen von profitorientierten Leistungsträgern immer häufiger Einzug in die Praxen erhalten und teilweise für den Patienten nicht mehr in ihrem Preis-Leistungsverhältnis bewertbar sind, ist hier ein neutraler Beratungsbedarf erforderlich.

3.1 Handlungsfelder, Kernaufgaben und Ziele

Was sind nun aber vorrangige Handlungsfelder, Kernaufgaben und Ziele von Gesundheitsberatung? Um dieser Fragestellung nachzugehen und deren Ausprägung innerhalb der GKV untersuchen zu können, erfolgt die die Aufführung der Handlungsfelder, Kernaufgaben und Ziele in Anlehnung an Beyer (2003):

Handlungsfelder und Kernaufgaben:

- Informieren und Aufklären, da der Mensch bedingt zu wenig weiß, um situationsbedingt die richtige Entscheidung in Bezug auf seine Krankheit treffen zu können (vgl. Beyer 2003, S. 14.15).

- Koordinieren, unterstützen und begleiten, da sich vor allem durch gute Patienten- und Ergebnisorientierung im Leistungsgeschehen effektiver und effizienter arbeiten lässt, und das verbesserte soziale Netzwerk der Patienten die Selbsthilfepotentiale aktivieren (vgl. Beyer 2003, S. 16-17).

- Persönlich beraten, da besonders eine persönliche Beratung für bestimmte Menschengruppen in Bezug auf ihren Informationsstand über Gesundheitsleistungen sehr gering ausfällt (vgl. Beyer 2003, S.19).

Ziele:

- Stärkung der Selbstbestimmung des Patienten, da durch eine aktive Mitbeteiligung des Patienten am Heilungsprozess beispielsweise, die Heilungsraten und Kundenzufriedenheit, deutlich verbessert werden (vgl. Beyer 2003, S. 17-18)

- Verringerung sozialer Ungleichheiten im Hinblick auf das Gesundheitsrisiko, da sich durch eine bessere Vermittlung von Informationen mit gesundheitlicher Relevanz die Selbstbestimmung des Patienten verbessert (vgl. Beyer 2003, S. 18).

6

3.2 Relevanz der Aufgaben und Ziele von Gesundheitsberatung im Gesundheitswesen

Die im vorherigen Abschnitt aufgeführten Handlungsfelder, Kernaufgaben und Ziele verdeutlichen wie unentbehrlich Gesundheitsberatung im Gesundheitssystem ist. Es soll nun unter Anbetracht einzelner Aspekte die Relevanz dieser Aufgaben und Ziele verdeutlicht werden. Als originärste Aufgabe von Gesundheitsberatung lässt sich sicherlich das informieren und aufklären von Bürgern/Versicherten/Patienten hervorheben. Diese Aufgabe ist hinsichtlich der immer mehr auftretenden Privatleistungen nicht zu vernachlässigen, denn die Transparenz gerade in Bezug auf Qualität und Notwendigkeit ist für den autonomen Nutzer sicherlich schwer zu beurteilen. „In einer Zeit, in der sich das medizinische Wissen in weniger als fünf Jahren verdoppelt und selbst Profis im Gesundheitswesen das Angebot an neuen Behandlungs- und Untersuchungsmethoden kaum noch durchschauen, werden qualifizierte Informationen zu einer entscheidenden Schlüsselgröße" (Wöllenstein 2003, S. 30).

Eine weitere zentrale Aufgabe von Gesundheitsberatung lässt sich unter der Titulierung „koordinieren, unterstützen und begleiten" subsumieren. Hierunter versteht man die Begleitung von Patienten durch verschiedene Versorgungsstrukturen und somit die Überbrückung von Schnittstellenproblematiken. Diese unterstützende und begleitende Beratung findet im Rahmen von Disease-Management-Programmen Einzug. Diese Programme unterstützen meist behandlungsintensive Patienten, die an chronisch-degenerativen Krankheiten leiden.

In der Aufgabe der „persönlichen Beratung", ist es von immenser Bedeutung, eine Beziehungsebene zwischen Arzt und Patient zu schaffen um Emotionen und Erfahrungen des Patienten zu erlangen. Hier soll ein partnerschaftliches Verhältnis aufgebaut werden, damit der Patient sich aktiv in die Therapieplanung und in den Heilungsprozess einbringt. Asymmetrien zwischen Arzt und Patient sollen vermieden werden. Bestreben des Arztes ist es, so eine größtmögliche Compliance zu erlangen. Die dargestellten Aufgaben leiten sich aus den im folgendem beschriebenen Zielen ab. Der Gedanke der Selbstbestimmung des Patienten durch bereitgestellte Informationen ist dabei ein Kernziel. Dem Konsumenten soll es durch individuell bereitgestelltes und modifiziertes Informationsmaterial ermöglicht werden, Nutzbarkeit von Behandlungen sowie Leistungen beurteilen zu können und Informationen zu einem gesundheitsdienlichen Verhalten zu verwenden, sei es im Alltag oder bereits in einem Behandlungsprozess. Gesundheitsberatung muss auch dem Ziel nachgehen, die Verringerung sozialer Ungleichheiten in Bezug auf Gesundheit zu beseitigen. Menschen mit einem höheren Bildungsgrad haben einen höheren Informationsfundus und sind kompetenter in der Nutzung dieser Kenntnisse (vgl. Hurrelmann, Leppin 2001).

3.3 Gesetzliche Rahmenbedingungen

Der Begriff der „gesetzlichen Krankenversicherung" steht im deutschen Gesundheitswesen als Sammelbegriff für verschiedene per Gesetz geschaffene Krankenkassen. Diese sind alle durch das Sozialgesetzbuch (SGB) an Gesetze gebunden. Möchte man die rechtlichen Rahmenbedingungen für gesetzliche Krankenkassen zum Thema „Beratung" darstellen, macht es Sinn das SGB zur Hand zu nehmen.

Die wesentlichsten rechtlichen Rahmenbedingungen, in der gesetzlichen Krankenversicherung (GKV) hinsichtlich Gesundheitsberatung sollen im Folgenden kurz aufgeführt werden, denn diese Paragraphen sollen es dem Bürger, Versicherten und Patienten erleichtern, eine Krankheit zu überstehen, sich mit den Folgen einer Krankheit auseinanderzusetzen, oder im besten Fall, eine Krankheit durch Prävention vermeiden.

Nach § 13 SGB I sind die gesetzlichen Krankenkassen dazu verpflichtet die Bevölkerung über Rechte und Pflichten nach dem Sozialgesetzbuch aufzuklären. Kennzeichnend für die Paragraphen ist, dass dieser sowohl die ganze Bevölkerung, wie auch einzelne Adressaten anspricht. Dies soll bedeuten, dass auch Individuen, die nicht Mitglied einer Krankenkasse sind, einen Anspruch auf Aufklärung über ihre Rechte und Pflichten haben.
Die Paragraphen 14 und 15 SGB I sind hingegen in ihrer Adressierung abweichend von § 13 SGB I. Tituliert wird § 14 SGB I mit Beratung und § 15 SGB I mit Auskunft. Beide sind individuenbezogen. Folglich resultiert auf Grundlage dieser Paragraphen

ein Rechtsanspruch, welcher nach § 13 SGB I nicht gegeben ist. Beratung definiert sich durch Befähigung. Diese erlangt man durch spezifische Bildung. Nur wer diese besitzt, kann auch Beratung nach dem SGB ausüben. Es liegt somit eine umfassendere Tätigkeit vor als wenn man Auskunft ausübt. Auskunft ist nach § 15 SGB I von den Sozialversicherungsträgern zu gewährleisten. Hierbei kann man die Begrifflichkeit der Auskunft eher als eine Benennungsfunktion definieren. Ein gutes Beispiel für eine Auskunft ist, wenn ein Versicherter um Rat bittet, welcher Leistungsträger für seine Rehabilitationsmaßnahme aufkommt. Mit der Benennung des Leistungsträgers wird dann somit eine Auskunft getätigt.

Ein weiterer wichtiger Paragraph findet sich im SGB V und zwar § 65. Dieser Paragraph dient der institutionellen Förderung der Verbraucher- und Patientenberatung und wird aus Beitragsmittel der GKV finanziert. Durch diesen Paragraphen wird auch nochmals die besondere Rolle der GKV im Bereich der Gesundheitsberatung.

Dies sind die wesentlichsten Paragraphen im Sozialgesetzbuch, die bei der Gesundheitsberatung berücksichtigt werden müssen, um eine adäquate Gesundheitsberatung tätigen zu können. Die aufgeführten Paragraphen sind lediglich ein Auszug aus dem umfassenden Inhalt der Gesetzesvorlage.

4. Ausblick

Im zurückliegenden Teil wurde der Ist-Zustand beschrieben. Will man aber die zukünftige Bedeutung von Gesundheitsberatung evaluieren, ist es von Bedeutung, entstehende und angenommene Entwicklungsmöglichkeiten aufzuzeigen und zu erläutern. Dies soll im Folgenden geschehen.

Ziel weiterer Maßnahmen ist ein höheres Maß an Patientenorientierung und Patientenschutz zu erreichen. Um dies umzusetzen, ist es unerlässlich, dass der Gesetzgeber an diesen Problemfeldern ansetzt. Bestimmte Hindernisse auf rechtlicher Ebene müssten jedoch außer Kraft gesetzt werden.

Möglichkeiten welche sich hier anbieten, liegen zum Beispiel in einer ausgeprägteren Beratung. Hierbei wäre es von Vorteil, wenn es den Krankenkassen erlaubt wäre, Informationen über Leistungserbringer weiterzugeben. Diese Informationen sollten sich aber nicht nur auf Adressweitergabe oder Qualifikation berufen, sondern sollten Auskunft über die Qualität der Leistungen erbringen.

Ein wichtiger Entwicklungsschritt in Sachen Transparenz und Vermeidung von Doppeluntersuchungen ist bereits durch die Integrierte Versorgung (IV) geschehen. Das Gesundheitsmodernisierungsgesetzt (GMG) mit Eintritt im Jahre 2004, machte es möglich, dass mehrere Leistungserbringer miteinander Verträge abschließen um die Versorgung der Patienten zu verbessern.
Es konnte festgestellt werden, dass der Gesundheitsberatung für den Prozess der Genese eine immense Wichtigkeit zukommt und die GKV mit ihrem gesetzlichen Auftrag in der Gesundheitsberatung eine Schlüsselposition einnimmt.

Nichts desto trotz, ist die derzeitige Beratung durch Krankenkassen eher als eine Versorgungsberatung als eine Gesundheitsberatung zu sehen. Dies mag auf die Entstehung der GKV zurückzuführen sein, da sie als Absicherung gegen Armut durch Arbeitsunfähigkeit konzipiert wurde. Es sollte aber in Angesicht der gegenwärtigen Rahmenbedingungen der Fokus auf andere Aspekte gelegt werden als in der Vergangenheit. Diese Aspekte und Schlüsselwörter liegen meines Erachtens in Begriffen wie Empowerment oder Shared Decision Making, welche Synonym für Selbstbefähigung und mehr Teilhabe des Patienten bzw. Versicherten stehen und eine emanzipatorische Antwort auf jedwede Art expertenorientierte Bevormundung fordern. Eine gute und adäquate Gesundheitsberatung in der Gegenwart zieht den Patienten in die Entscheidungsfindung mit ein und gibt nicht nur Auskunft sondern berät ihn in seiner Entscheidungsfindung. Nur so kann es gelingen, mündige und verantwortungsvolle Patienten zu bilden, welche letztendlich nicht das Gesundheitssystem belasten, sondern es den Umständen entsprechend richtig zu nutzen wissen.

5. Fazit

Der Schwerpunkt gesundheitlicher Beratung ist derzeitig deutlich kurativ ausgelegt, wobei jedoch Bemühungen erkennbar sind, sich mehr zum präventiven zu orientieren und sich der Patientenorientierung zu widmen.

Dies ist auch unabkömmlich, denn ein Wandel im Krankheitsspektrum stellt die Krankenkassen vor neue Herausforderungen. Infektionskrankheiten gehören zum größten Teil der Vergangenheit an, heute hat sich die Gesundheitsberatung gesetzlicher Krankenkassen zum größten Teil mit chronisch-degenerativen Krankheiten auseinander zu setzen, welche dem Gesundheitssystem hinsichtlich ihrer Behandlung immense Kosten abverlangen. Diese können aber nur getragen werden, wenn ein Umdenken stattfindet und zwar hinsichtlich präventiver Aufklärung dieser Krankheitsprofile, denn besonders übergewichtige Menschen, welche sich unausgewogen ernähren und unzureichend bewegen neigen zu Schlaganfall, Herzinfarkt oder Diabetis Melitus. Investitionen in Beratungs- und Informationsangebote würde sich hier rentieren.

Durch immer wieder neue Gesetzesgrundlagen, die der Gesundheitsberatung dienen sollen und unser Gesundheitssystem folglich weg vom rein kurativen Aspekt zur präventiven Anschauung führen sollen, werden den gesetzlichen Krankenkassen in ihrer Ausgestaltung jedoch noch zu viele Freiheiten gelassen. Hier sollten die gesetzlichen Krankenkassen, ihren gesetzlich vorgeschriebenen Auftrag, der Aufklärung, Beratung und Auskunft präziser wahrnehmen und den Bedarf der Patienten und Versicherten sondieren um dementsprechend individuell geschult sein.

Das Umdenken rein allokationstechnisch hat längst begonnen in diesem Sektor, jedoch ist man noch fernab von Dimensionen, die das deutsche Gesundheitssystem durch Gesundheitsberatung so ausprägen, dass Versicherte und Patienten ihren Bedarf an Information sättigen können. Denn dieser Aspekt sollte allen gesetzlichen Krankenkassen bewusst sein, nur gut beratene Patienten und Versicherte, können sich mit ihrer Krankheit oder Situation auseinandersetzen und ihre Lebensweise gesundheitsdienlich anpassen. Mittel die der Gesundheitsberatung zu Gute kommen, haben langfristige Wirkungen und schulen Patienten zu einer gesünderen

Lebensweise, welches sich positiv auf unser Gesundheitssystem auswirkt, da letztendlich weniger Leistungen in Anspruch genommen werden.

Die Relevanz von Gesundheitsberatung liegt somit auf der Hand. Gesundheitsberatung erfüllt wichtige ökonomische, gesellschaftliche sowie gesundheitssystemgestaltende Aufgaben aus, welche für unser Solidarsystem in Zukunft von noch größerer Bedeutung sein werden, als sei es jetzt bereits schon sind. Wenn empirisch belegt werden kann, was zuvor beschrieben wurde, dann ist es erforderlich, sich im Interesse einer auf die Herstellung handlungsfähiger Patienten und souveräner Konsumenten zielenden Beratung, für die Entwicklung und einer Gesundheitsförderungspolitik in Deutschland einzusetzen, die präventive Gesundheits- und akutinterventionierende Patientenberatung inhaltlich und konzeptionell miteinander verbindet (Schnabel 2001, S.91).

Empowerment wird aus Sicht der Gesundheitsberatung zu einem zentralen Arbeitsprinzip für „helfende Berufe". Auf dem Weg dorthin ist nur Expertenwissen gefragt, sondern vor allem die Kooperation mit dem Patienten, Versicherten und Bürger. Nur so kann aufgrund der aktuellen Situation, mit sinkenden Beitragseinnahmen und steigenden Leistungsausgaben ein mündiger Patient geschult werden, welcher sich jeglicher Handlungen in Bezug auf das Gesundheitssystem bewusst ist.

Literaturverzeichnis:

Behnke, K., Demmler, G., Unterhuber, H. (2001): Gesundheitsberatung als Antwort auf veränderte Gesundheitsbedürfnisse. In: Brinkmann-Göbel, R. (Hrsg.): Handbuch für Gesundheitsberater. Verlag Hans Huber, Bern, S. 53

Berkenkopf, A. (2005): Gesundheitsberatung – Eine substantielle Aufgabe der Gesetzlichen Krankenversicherung (GKV). Bachelorarbeit Universität Bielefeld

Beyer, M. (2003): Personale Gesundheitsberatung in der gesetzlichen Krankenversicherung – Welche Chancen, Aufgaben und Ziele ergeben sich für die Kunden und die gesetzliche Krankenversicherung in der personalen Gesundheitsberatung? S. 14-18

Faltermeier, T. (2004): Gesundheitsberatung. In: Nestmann, F., Engel, F., Sickendiek, U.: Das Handbuch der Beratung. Band 2: Ansätze, Methoden und Felder. DGVT-Verlag, S. 1063

Hurrelmann, K., Leppin, A. (2001): Moderne Gesundheitskommunikation. Verlag Hans Huber, Bern

Schnabel, P.-E. (2001): Präventive Gesundheitsberatung als Grundlage der Patientenberatung. In: von Reibnitz, C., Schnabel, P.-E., Hurrelmann, K. (Hrsg.): Der mündige Patient. Konzepte zur Patientenberatung und Konsumentensouveränität im Gesundheitswesen. Juventa Verlag, Weinheim und München, S. 91

Simon, M. (2005): Das Gesundheitssystem in Deutschland – Eine Einführung in Struktur und Funktionsweise. Verlag Hans Huber, Bern

Wöllenstein, H. (2003): Mehr Power für Patienten. G+G – Gesundheit und Gesellschaft (3/03). S. 30